46 Schmerz lindernde Saftrezepte gegen Arthritis:

Das natürliche Heilmittel für deine Arthritis-Probleme

von

Joe Correa CSN

COPYRIGHT

Diese Veröffentlichung ist dafür, genaue und verbindliche Informationen hinsichtlich des behandelten Themas zur Verfügung zu stellen. Es wird unter der Voraussetzung verkauft, dass weder der Autor noch der Verleger medizinische Beratung leisten. Wenn medizinischer Rat oder Hilfe benötigt wird, bitte einen Arzt konsultieren. Dieses Buch ist nur eine Hilfe und sollte nicht Ihrer Gesundheit schaden. Konsultieren Sie bitte einen Arzt bevor Sie mit diesem Ernährungsplan beginnen, um sicherzustellen, dass es für Sie passt.

DANKSAGUNG

Dieses Buch ist meinen Freunden und meiner Familie gewidmet, die leichte oder ernste Krankheiten hatten, so dass Sie eine Lösung finden und die notwendigen Veränderungen in Ihrem Leben machen.

46 Schmerz lindernde Saftrezepte gegen Arthritis:

Das natürliche Heilmittel für deine Arthritis-Probleme

von

Joe Correa CSN

INHALT

ÜBER DEN AUTOR

Nach jahrelanger Forschung glaube ich ehrlich an die positive Wirkung die richtige Ernährung auf den Körper und den Geist haben kann. Meine Kenntnis und Erfahrung haben mir geholfen, im Laufe der Jahre gesünder zu leben, was ich mit meiner Familie und Freunden geteilt habe. Je mehr Sie über gesünderes Essen und Trinken wissen, desto eher werden Sie Ihr Leben und die Essgewohnheiten ändern wollen.

Ernährung ist ein Schlüsselfaktor im Prozess für Gesundheit und ein längeres Leben - also starte noch heute. Der erste Schritt ist der wichtigste und der bedeutungsvollste.

EINFÜHRUNG

46 Schmerz lindernde Saftrezepte gegen Arthritis: Das natürliche Heilmittel für deine Arthritis-Probleme

von Joe Correa CSN

Arthritis ist eine Autoimmunerkrankung, bei der die Gelenke symmetrisch von der Entzündung betroffen sind, was zu Schmerzen und Steifigkeit führt. Es gibt etwa 100 verschiedene Arten von Arthritis, aber die häufigsten sind rheumatoide Arthritis und Osteoarthritis. Im Gegensatz zur rheumatoiden Arthritis, die eine Autoimmunerkrankung ist, wird die Osteoarthritis als degenerative Gelenkerkrankung bezeichnet. Die genaue Ursache der Arthritis ist unbekannt, aber es gibt viele verschiedene Faktoren, die die Autoimmunreaktion beeinflussen können, einschließlich der genetischen Anfälligkeit. Frühe Symptome für beide Arten sind schmerzhafte Schwellungen der Gelenke, morgendliche Steifheit und Entzündungen.

Eine richtige Ernährung spielt eine wichtige Rolle bei der Reduzierung des Arthroserisikos. Unsere moderne Ernährung, basierend auf tierische Lebensmittel, raffiniertem Zucker und Lebensmitteln, die die Immunabwehr provozieren, erhöht die Empfindlichkeit für

Entzündungen, die zu dieser schmerzhaften Krankheit führen. Mit einer guten Ernährung, Konsequenz und einem guten Lebensstil wird sich Ihre Gesundheit deutlich verbessern und Ihr Körper wird eine Chance bekommen, der Entzündung zu widerstehen. Darüber hinaus verringern gesunde, frische und unverarbeitete Lebensmittel das Risiko von Fettleibigkeit, was nicht nur zum Auftreten und Fortschreiten von Arthritis beiträgt, sondern auch dazu führt, dass Ihre Gelenke mehr Gewicht tragen. Übergewicht schadet direkt Ihre Gelenke und trägt zur Entwicklung und zum Fortschreiten dieser Krankheit bei.

Der Hauptgrund, warum ich diese große Ansammlung an Arthritisvermeidenden Saftrezepten erstellt habe, war, Ihnen eine schnelle und einfache Weise zu geben, alle Nährstoffe zu erhalten, die Sie benötigen, um Ihr Immunsystem zu stärken, Ihren Körper zu reinigen und gleichzeitig etwas Gewicht zu verlieren. Entsaften ist eine der besten Möglichkeiten, Ihren Körper in wenigen Minuten mit erstaunlich wertvollen Antioxidantien und anderen wichtigen Substanzen zu versorgen. Diese Sammlung an Säften ist besonders praktisch für Menschen mit einem vollen Terminkalender, die wenig Zeit haben, um alles vorzubereiten. Es ist auch eine perfekte Option für diejenigen unter Ihnen, die nicht gerne den ganzen Tag über bestimmte Früchte oder

Gemüse essen, aber trotzdem große Mengen an Vitaminen und Mineralien in ihren Körper bekommen möchten.

Ich hoffe, dass diese großartigen Saftrezepte als Anleitung für Ihre Arthritisprobleme dienen. Diese Säfte erleichtern Ihre Verdauung und helfen gefährliche Giftstoffe, die zu Entzündungen und Arthritis führen, zu beseitigen. Dieses Buch ist über das einfache Erhalten der richtigen Nährstoffe, die Sie benötigen und Arthritis ein für allemal verhindern.

COMMITMENT

Um meinen Gesundheitszustand zu verbessern, verpflichte ich *(mein Name)* mich, täglich mehr von diesen Nahrungsmitteln zu essen und täglich mindestens 30 Minuten zu trainieren:

- Beeren (vor allem Heidelbeeren), Pfirsiche, Kirschen, Äpfel, Aprikosen, Orangen, Zitronensaft, Grapefruit, Tangerinen, Mandarinen, Birnen, etc.
- Brokkoli, Spinat, Kohlblätter, Süßkartoffel, Avocado, Artischoke, jungen Mais, Karotten, Sellerie, Blumenkohl, Zwiebeln, etc.
- Vollkorn, Haferschrot, Haferflocken, Quinoa, Gerste, etc.
- Schwarze Bohnen, rote Bohnen, Kichererbsen, Linsen, etc.
- Nüsse und Samen einschließlich: Walnüsse, Cashewnüsse, Leinsamen, Sesamsamen, etc.
- Fisch
- 8 - 10 Gläser Wasser

Hier unterzeichnen

X_____

46 SCHMERZ LINDERNDE SAFTREZEPTE GEGEN ARTHRITIS: DAS NATÜRLICHE HEILMITTEL FÜR DEINE ARTHRITIS-PROBLEME

1. Kirsch-Gurken-Saft

Zutaten:

450 g frische Kirschen, entsteint

1 große Gurke, geschnitten

1 große Zitrone, geschält

1 mittelgroßer Apfel Granny Smith, entkernt

60 ml Wasser

Zubereitung:

Kirschen mit einem Sieb unter kaltem, fließendem Wasser waschen. Halbieren und Kerne entfernen. Zur Seite stellen.

Gurke waschen und in dicke Scheiben schneiden. Zur Seite stellen.

Zitrone schälen und der Länge nach halbieren. Zur Seite stellen.

Apfel waschen und Kernhaus entfernen. In mundgerechte Stücke schneiden und zur Seite stellen.

Kirschen, Gurke, Zitrone und Apfel in einen Entsafter geben und verarbeiten, bis alles zu Saft verarbeitet ist. In Gläser geben und Wasser unterrühren. Vor dem Servieren ein paar Eiswürfel zugeben.

Guten Appetit!

Nährwertangaben pro Portion: Kcal: 296, Proteine: 6,6 g, Kohlenhydrate: 88,4 g, Fette: 1,4 g

2. Orangen-Apfel-Saft

Zutaten:

2 große Orangen, geschält

2 große Aprikosen, entsteint

450 g Granatapfelkerne

100 g grüne Trauben

1 große Zitrone, geschält

1 kleine Scheibe Ingwer, geschält

Zubereitung:

Orangen schälen und in Spalten schneiden. Zur Seite stellen.

Aprikosen waschen und halbieren. Kerne entfernen und in kleine Stücke schneiden. Zur Seite stellen.

Mit einem scharfen Messer den Granatapfel oben abschneiden. An jeder weißen Membrane in der Frucht entlang schneiden. Die Kerne in einen Messbecher geben und zur Seite stellen.

Zitrone schälen und der Länge nach halbieren. Zur Seite stellen.

Ingwerscheibe schälen und zur Seite legen.

Orangen, Aprikosen, Granatapfel, Zitrone und Ingwer in einen Entsafter geben. Verarbeiten bis alles zu Saft verarbeitet ist und in Gläsern anrichten. Vor dem Servieren für 20 Minuten kalt stellen.

Nährwertangaben pro Portion: Kcal: 294, Proteine: 7,2 g, Kohlenhydrate: 88,9 g, Fette: 2,3 g

3. Heidelbeer-Minz-Saft

Zutaten:

100 g Heidelbeeren

20 g frische Minze, gerupft

1 großer rote Apfel, entkernt

1 große Gurke, geschnitten

60 ml Kokoswasser

Zubereitung:

Heidelbeeren in ein Sieb geben und unter kaltem, fließendem Wasser waschen. Abtropfen und zur Seite stellen.

Minze gründlich waschen und mit den Händen rupfen. Zur Seite stellen.

Apfel waschen und halbieren. Kerne entfernen und in mundgerechte Stücke schneiden. Zur Seite stellen.

Gurke waschen und vorsichtig schälen. In dünne Scheiben schneiden und zur Seite stellen.

Heidelbeeren, Minze, Apfel und Gurke in eine Entsafter geben. Verarbeiten bis alles zu Saft verarbeitet ist und in

Gläser geben. Kokoswasser einrühren und vor dem Servieren für 15 Minuten kalt stellen oder etwas Eis zugeben.

Guten Appetit!

Nährwertangaben pro Portion: Kcal: 258, Proteine: 4,7 g, Kohlenhydrate: 74,6 g, Fette: 1,6 g

4. Erdbeer-Mango-Saft

Zutaten:

6 große Erdbeeren, gewürfelt

165 g Mango, geschält und gewürfelt

160 g Cantaloupe-Melone, gewürfelt

1 große Gurke, geschnitten

60 ml Kokoswasser

Zubereitung:

Erdbeeren waschen und in mundgerechte Stücke schneiden. Zur Seite stellen.

Mango schälen und in kleine Stücke schneiden. Messbecher füllen und den Rest für später aufbewahren.

Cantaloupe-Melone halbieren und Kerne entfernen. In zwei Spalten schneiden und schälen. In Stücke schneiden und in den Messbecher geben. Den Rest der Cantaloupe-Melone im Kühlschrank aufbewahren.

Gurke waschen und in dicke Scheiben schneiden. Zur Seite stellen.

Erdbeeren, Mango, Cantaloupe-Melone und Gurke in einen Entsafter geben und verarbeiten, bis alles zu Saft verarbeitet ist. In Gläsern anrichten und Kokoswasser einrühren. Vor dem Servieren für 30 Minuten kalt stellen.

Guten Appetit!

Nährwertangaben pro Portion: Kcal: 209, Proteine: 5,3 g, Kohlenhydrate: 56,6 g, Fette: 1,5 g

5.   Avocado-Zitronen-Saft

Zutaten:

150 g Avocado, entsteint und gewürfelt

1 große Gurke, geschnitten

1 große Zitrone, geschält

225 g frischer Spinat, gerupft

1 große Limette, geschält

1 kleine Ingwerknolle, geschält

60 ml Wasser

Zubereitung:

Avocado schälen und halbieren. Kern entfernen und in Würfel scheiden. Zur Seite stellen.

Gurke waschen und in dicke Scheiben schneiden. Zur Seite stellen.

Zitrone und Limette schälen. Der Länge nach halbieren und zur Seite legen.

Spinat gründlich waschen und mit den Händen rupfen. Zur Seite stellen.

Ingwer schälen und zur Seite legen.

Avocado, Gurke, Limette, Zitrone, Spinat und Ingwer in einen Entsafter geben. Verarbeiten bis alles zu Saft verarbeitet ist und in Gläser geben. Wasser einrühren und vor dem Servieren für 20 Minuten kalt stellen.

Guten Appetit!

Nährwertangaben pro Portion: Kcal: 269, Proteine: 6,7 g, Kohlenhydrate: 35 g, Fette: 22,6 g

6.   Artischoken-Kurkuma-Saft

Zutaten:

1 große Artischoke, geschält und gewürfelt

100 g Rosenkohl, geschnitten

1 große Karotte, geschnitten

100 g frische Sellerie, gewürfelt

180 g Rübengrün, gehackt

1 großer grüner Apfel, entkernt

½ TL Kurkuma, gemahlen

60 ml Wasser

Zubereitung:

Die äußeren Blätter der Artischoke mit einem scharfen Messer entfernen. In kleine Stücke schneiden und zur Seite stellen.

Die äußeren Blätter des Rosenkohls entfernen und gründlich waschen. Halbieren und zur Seite legen.

Karotten waschen und in dünne Scheiben schneiden. Zur Seite stellen.

Sellerie waschen und in mundgerechte Stücke schneiden. Zur Seite stellen.

Apfel waschen und halbieren. Kerne entfernen und in mundgerechte Stücke schneiden. Zur Seite stellen.

Rübengrün gründlich waschen und mit den Händen rupfen. Zur Seite stellen.

Artischoke, Rosenkohl, Karotten, Sellerie, Rübengrün und Apfel in einen Entsafter geben. Verarbeiten bis alles zu Saft verarbeitet ist und in Gläsern anrichten. Kurkuma und Wasser unterrühren. Vor dem Servieren etwas Eis zugeben.

Nährwertangaben pro Portion: Kcal: 205, Proteine: 11,3 g, Kohlenhydrate: 66,7 g, Fette: 1,4 g

7.   Wassermelonen-Orangen-Saft

Zutaten:

300 g Wassermelone, gewürfelt

1 große Orange, geschält

125 g Himbeeren

1 große Kiwi, geschält

60 ml Kokoswasser

Zubereitung:

Wassermelone der Länge nach halbieren. Für 300 g brauchen Sie ungefähr 2 große Spalten. Schälen und in Stücke schneiden. Kerne entfernen und zur Seite legen. Den Rest der Melone für ein anderes Saftrezept im Kühlschrank aufbewahren. Zur Seite stellen.

Orangen schälen und in Spalten schneiden. Zur Seite stellen.

Himbeeren unter kaltem, fließendem Wasser waschen. Abtropfen und zur Seite stellen.

Kiwi schälen und der Länge nach halbieren. Zur Seite stellen.

Wassermelone, Orangen, Himbeeren und Kiwi in einen Entsafter geben. Verarbeiten bis alles zu Saft verarbeitet ist und in Gläser geben. Kokoswasser einrühren und vor dem Servieren für 15 Minuten kalt stellen.

Nährwertangaben pro Portion: Kcal: 232, Proteine: 5,8 g, Kohlenhydrate: 71,4 g, Fette: 1,8 g

8. Gesalzener Rüben-Tomaten-Saft

Zutaten:

500 g Rüben, geschnitten

1 große Roma Tomate, gewürfelt

1 große Gurke, geschnitten

3 große Rettiche, geschnitten

½ TL frischer Rosmarin, gehackt

¼ TL Meersalz

30 ml Wasser

Zubereitung:

Rüben waschen und die grünen Blätter entfernen. In kleine Stücke schneiden und zur Seite stellen.

Tomaten waschen und in eine Schüssel geben. In mundgerechte Stücke schneiden und beim Schneiden den Tomatensaft auffangen. Zur Seite stellen.

Gurke waschen und in dünne Scheiben schneiden. Zur Seite stellen.

Rettiche waschen und die grünen Blätter entfernen. Halbieren und zur Seite legen.

Rüben, Tomate, Gurke, Rettiche und Rosmarin in einen Entsafter geben. Verarbeiten bis alles zu Saft verarbeitet ist und in Gläsern anrichten. Salz und Wasser einrühren. Vor dem Servieren für 10 Minuten kalt stellen.

Guten Appetit!

Nährwertangaben pro Portion: Kcal: 152, Proteine: 8,2 g, Kohlenhydrate: 44,9 g, Fette: 1,2 g

9. Paprika-Kürbis-Saft

Zutaten:

3 große rote Paprika, gewürfelt

200 g Butternusskürbis, gewürfelt

130 g Pastinake, geschnitten

1 EL frische Petersilie, gehackt

60 ml Wasser

Zubereitung:

Paprika waschen und der Länge nach halbieren. Kerne entfernen und in kleine Stücke schneiden.

Butternusskürbis schälen und die Kerne mit einem Löffel entfernen. In kleine Würfel schneiden und in den Messbecher geben. Den Rest des Kürbis für ein anderes Rezept aufbewahren. In Frischhaltefolie wickeln und kühl stellen.

Pastinake waschen und schälen. In dünne Scheiben schneiden und zur Seite stellen.

Paprika, Butternusskürbis, Pastinake und Petersilie in einen Entsafter geben. Verarbeiten bis alles zu Saft verarbeitet ist und in Gläsern anrichten. Wasser und etwas Eis einrühren.

Sofort servieren.

Nährwertangaben pro Portion: Kcal: 238, Proteine: 7,9 g, Kohlenhydrate: 70,2 g, Fette: 2,1 g

10. Papaya-Granatapfel-Saft

Zutaten:

1 große Papaya, geschält und gewürfelt

450 g Granatapfelkerne

1 großer grüner Apfel, entkernt

1 EL frische Minze, gehackt

60 ml Wasser

Zubereitung:

Papaya schälen und der Länge nach halbieren. Die schwarzen Kerne und das Fleisch mit einem Löffel entfernen. In kleine Stücke schneiden und zur Seite stellen.

Mit einem scharfen Messer den Granatapfel oben abschneiden. An jeder weißen Membrane in der Frucht entlang schneiden. Die Kerne in einen Messbecher geben und zur Seite stellen.

Apfel waschen und halbieren. Die Kerne mit einem scharfen Messer entfernen und in mundgerechte Stücke schneiden. Zur Seite stellen.

Papaya, Granatapfel, Apfel und Minze in einen Entsafter geben. Verarbeiten bis alles zu Saft verarbeitet ist und in Gläsern anrichten. Wasser einrühren und vor dem Servieren für 15 Minuten kalt stellen.

Nährwertangaben pro Portion: Kcal: 438, Proteine: 6,1 g, Kohlenhydrate: 129 g, Fette: 3,4 g

11.   Pflaumen-Brombeer-Saft

Zutaten:

5 große Pflaumen, entsteint

290 g Brombeeren

1 große Zitrone, geschält

160 g dunkle Trauben

1 mittelgroßer Apfel Golden delicious, entkernt

60 ml Wasser

1 TL flüssiger Honig

Zubereitung:

Pflaumen waschen und halbieren. Kerne entfernen und in kleine Stücke schneiden. Zur Seite stellen.

Brombeeren unter kaltem, fließendem Wasser waschen. Abtropfen und zur Seite stellen.

Zitrone schälen und der Länge nach halbieren. Zur Seite stellen.

Trauben waschen und zur Seite stellen.

Apfel waschen und halbieren. Kerne entfernen und in mundgerechte Stücke schneiden. Zur Seite stellen.

Pflaumen, Brombeeren, Zitrone, dunkle Trauben und Apfel in einen Entsafter geben. Verarbeiten bis alles zu Saft verarbeitet ist und in Gläsern anrichten. Honig und Wasser unterrühren. Etwas Eis zugeben und sofort servieren.

Guten Appetit!

Nährwertangaben pro Portion: Kcal: 344, Proteine: 8 g, Kohlenhydrate: 110 g, Fette: 3,1 g

12.   Ananas-Limetten-Saft

Zutaten:

225 g Ananasstücke

2 große Limetten, geschält

165 g Guave, gewürfelt

1 große Gurke, geschnitten

1 EL frischer Basilikum, gehackt

60 ml Wasser

Zubereitung:

Mit einem scharfen Messer die Ananas oben abschneiden und schälen. In kleine Stücke schneiden und in den Messbecher geben. Den Rest der Ananas im Kühlschrank aufbewahren.

Limetten schälen und der Länge nach halbieren. Zur Seite stellen.

Guave waschen und in Stücke schneiden. Messbecher füllen und den Rest für ein anderes Rezept im Kühlschrank aufbewahren.

Gurke waschen und in dünne Scheiben schneiden. Zur Seite stellen.

Ananas, Limetten, Guave, Gurke und Basilikum in einen Entsafter geben. Verarbeiten bis alles zu Saft verarbeitet ist und in Gläsern anrichten. Wasser einrühren und vor dem Servieren für 15 Minuten kalt stellen.

Nährwertangaben pro Portion: Kcal: 158, Proteine: 4,7 g, Kohlenhydrate: 47,9 g, Fette: 1,1 g

13. Cranberry-Birnen-Saft

Zutaten:

100 g Cranberries

1 große Birne, entkernt

1 großer grüner Apfel, entkernt

3 große Erdbeeren, gewürfelt

1 große Orange, geschält

¼ TL Muskatnuss, gemahlen

60 ml Kokoswasser

Zubereitung:

Cranberries unter kaltem, fließendem Wasser waschen. Abtropfen und zur Seite stellen.

Birne waschen und der Länge nach halbieren. Kerne entfernen und in mundgerechte Stücke schneiden. Zur Seite stellen.

Apfel waschen und halbieren. Kerne entfernen und in mundgerechte Stücke schneiden. Zur Seite stellen.

Erdbeeren waschen und in kleine Stücke schneiden. Zur Seite stellen.

Orangen schälen und in Spalten schneiden. Zur Seite stellen.

Birne, Apfel, Erdbeeren, Orange und Muskatnuss in einen Entsafter geben. Verarbeiten bis alles zu Saft verarbeitet ist und in Gläsern anrichten. Wasser einrühren und vor dem Servieren kalt stellen oder etwas Eis zugeben.

Nährwertangaben pro Portion: Kcal: 158, Proteine: 4,7 g, Kohlenhydrate: 47,9 g, Fette: 1,1 g

14.   Karotten-Orangen-Saft

Zutaten:

5 große Karotten, geschält

1 große Orange, geschält und in Spalten geschnitten

1 große Zitrone, geschält

75 g Römersalat, gerupft

1 große Gurke, geschnitten

¼ TL Kurkuma, gemahlen

Zubereitung:

Karotten schälen und waschen. In dünne Scheiben schneiden und zur Seite stellen.

Orangen schälen und in Spalten schneiden. Zur Seite stellen.

Zitrone schälen und der Länge nach halbieren. Zur Seite stellen.

Salat gründlich waschen und mit den Händen rupfen. Zur Seite stellen.

Gurke waschen und in dünne Scheiben schneiden. Zur Seite stellen.

Karotten, Orangen, Zitrone, Salat und Gurke in eine Entsafter geben. Verarbeiten bis alles zu Saft verarbeitet ist und in Gläsern anrichten. Kurkuma einrühren und vor dem Servieren etwas Eis zugeben. Guten Appetit!

Nährwertangaben pro Portion: Kcal: 232, Proteine: 8,2 g, Kohlenhydrate: 74 g, Fette: 1,7 g

15. Spargel-Kohlblätter-Saft

Zutaten:

220 g Spargel, geschnitten

100 g Kohlblätter, gerupft

34 g Brunnenkresse, gerupft

1 grüne Paprika, gewürfelt

1 große Gurke, geschnitten

60 ml Wasser

¼ TL Salz

Zubereitung:

Spargel waschen und die holzigen Enden abschneiden. In mundgerechte Stücke schneiden und in den Messbecher geben. Den Rest für einen anderen Saft aufbewahren.

Kohlblätter und Brunnenkresse in einem Sieb vermengen. Gründlich unter kaltem, fließendem Wasser waschen und mit den Händen zerrupfen. Zur Seite stellen.

Paprika waschen und der Länge nach halbieren. Kerne entfernen und in kleine Stücke schneiden. Zur Seite stellen.

Gurke waschen und in dünne Scheiben schneiden. Zur Seite stellen.

Spargel, Kohlblätter, Paprika und Gurke in einen Entsafter geben und verarbeiten, bis alles zu Saft verarbeitet ist. In Gläsern anrichten und Salz und Wasser einrühren. Vor dem Servieren für 15 Minuten kalt stellen.

Nährwertangaben pro Portion: Kcal: 86, Proteine: 8,2 g, Kohlenhydrate: 26,1 g, Fette: 1 g

16.   Süßkartoffel-Gemüse-Smoothie

Zutaten:

120 g Süßkartoffeln, geschält

1 großer Fenchel, gewürfelt

36 g Mangold, gerupft

75 g roter Blattsalat, gerupft

225 g frischer Spinat, gerupft

1 kleiner Blumenkohlkopf, gewürfelt

1 große Zitrone, geschält

Zubereitung:

Süßkartoffel schälen und in kleine Stücke schneiden. Messbecher füllen und den Rest für ein anderes Rezept aufbewahren.

Fenchelknolle waschen und die welken äußeren Blätter entfernen. In kleine Stücke schneiden und zur Seite stellen.

Mangold, roten Blattsalat und Spinat in ein Sieb geben. Unter kaltem, fließendem Wasser waschen und abtropfen. Mit den Händen rupfen und zur Seite stellen.

Die äußeren Blätter des Blumenkohl entfernen. Waschen und in kleine Stücke schneiden. Zur Seite stellen.

Zitrone schälen und der Länge nach halbieren. Zur Seite stellen.

Kartoffel, Fenchel, Mangold, Blumenkohl und Zitrone in einen Entsafter geben und verarbeiten, bis sie gut entsaftet sind. In Gläsern anrichten und vor dem Servieren ein paar Eiswürfel zugeben.

Nährwertangaben pro Portion: Kcal: 218, Proteine: 14,3 g, Kohlenhydrate: 67,7 g, Fette: 1,9 g

17.   Fenchel-Rosenkohl-Saft

Zutaten:

1 mittelgroße Fenchelknolle, gewürfelt

100 g Rosenkohl, halbiert

1 große gelbe Paprika, gewürfelt

1 große Gurke, geschnitten

¼ TL Salz

60 ml Wasser

Zubereitung:

Fenchelstiele abschneiden und die welken äußeren Blätter entfernen. In mundgerechte Stücke schneiden und zur Seite stellen.

Rosenkohl waschen und die äußeren Blätter entfernen. Halbieren und zur Seite legen.

Paprika waschen und der Länge nach halbieren. Kerne entfernen und in kleine Stücke schneiden. Zur Seite stellen.

Gurke waschen und in dünne Scheiben schneiden. Zur Seite stellen.

Fenchel, Rosenkohl, Paprika und Gurke in einen Entsafter geben. Verarbeiten bis alles zu Saft verarbeitet ist und Salz und Wasser einrühren. Vor dem Servieren für 10 Minuten kalt stellen.

Nährwertangaben pro Portion: Kcal: 151, Proteine: 9,7 g, Kohlenhydrate: 47,6 g, Fette: 1,4 g

18. Wassermelonen-Pfirsich-Saft

Zutaten:

150 g Wassermelone, gewürfelt

2 große Pfirsiche, entsteint

1 großer grüner Apfel, entkernt

5 frische Kirschen, entsteint

90 ml Kokoswasser

Zubereitung:

Wassermelone der Länge nach halbieren. Für 150 g brauchen Sie ungefähr 1 große Spalte. Schälen und in Stücke schneiden. Kerne entfernen und zur Seite legen. Den Rest der Melone für ein anderes Saftrezept im Kühlschrank aufbewahren.

Pfirsiche waschen und halbieren. Kerne entfernen und in mundgerechte Stücke schneiden. Zur Seite stellen.

Apfel waschen und halbieren. Kerne entfernen und in mundgerechte Stücke schneiden. Zur Seite stellen.

Kirschen waschen und halbieren. Kerne entfernen und zur Seite legen.

Wassermelone, Pfirsiche, Apfel und Kirschen in einem Entsafter verarbeiten. In Gläsern anrichten und Kokoswasser einrühren. Etwas Eis zugeben und sofort servieren.

Nährwertangaben pro Portion: Kcal: 276, Proteine: 5,4 g, Kohlenhydrate: 47,6 g, Fette: 1,6 g

19.   Spinat-Apfel-Saft

Zutaten:

225 g frischer Spinat, gerupft

1 großer rote Apfel, entkernt

220 g Wildspargel, geschnitten

100 g Kohlblätter, gerupft

75 g Sareptasenf, gerupft

60 ml Wasser

Zubereitung:

Spinat, Kohlblätter und Sareptasenf in ein großes Sieb geben. Unter kaltem, fließendem Wasser waschen und abtropfen. Mit den Händen rupfen und zur Seite stellen.

Apfel waschen und halbieren. Kerne entfernen und in mundgerechte Stücke schneiden. Zur Seite stellen.

Spinat, Kohlblätter, Sareptasenf und Apfel in einen Entsafter geben und verarbeiten, bis alles zu Saft verarbeitet ist. In Gläser geben und Wasser unterrühren. Vor dem Servieren für 15 Minuten kalt stellen.

Guten Appetit!

Nährwertangaben pro Portion: Kcal: 207, Proteine: 16,1 g, Kohlenhydrate: 58,6 g, Fette: 2,5 g

20. Pflaumen-Kohl-Saft

Zutaten:

5 große Pflaumen, entsteint

100 g Rotkohl, gehackt

144 g Brombeeren

1 große Gurke, geschnitten

60 ml Wasser

Zubereitung:

Pflaumen waschen und halbieren. Kerne entfernen und in vierteln. Zur Seite stellen.

Kohl gründlich unter kaltem, fließendem Wasser waschen. Abtropfen und grob hacken. Zur Seite stellen.

Brombeeren mit einem Sieb unter kaltem, fließendem Wasser waschen. Abtropfen und zur Seite stellen.

Gurke waschen und in dünne Scheiben schneiden. Zur Seite stellen.

Pflaumen, Kohl, Brombeeren und Gurke in einen Entsafter geben und verarbeiten, bis alles zu Saft verarbeitet ist. In

Gläser geben und Wasser unterrühren. Vor dem Servieren für 15 Minuten kalt stellen.

Nährwertangaben pro Portion: Kcal: 221, Proteine: 7,5 g, Kohlenhydrate: 69,1 g, Fette: 2,1 g

21.   Butternusskürbis-Tomaten-Saft

Zutaten:

125 g Butternusskürbis, gewürfelt

1 große Tomate, gewürfelt

1 große Zitrone, geschält

1 große Orange, geschält

1 große Birne, entkernt und gewürfelt

60 ml Wasser

1 TL flüssiger Honig

Zubereitung:

Butternusskürbis waschen und halbieren. Die Kerne mit einem Löffel entfernen. In kleine Stücke schneiden und in den Messbecher geben. Den Rest für einen anderen Saft aufbewahren.

Tomaten waschen und in eine Schüssel geben. In mundgerechte Stücke schneiden und beim Schneiden den Saft auffangen. Zur Seite stellen.

Zitrone schälen und der Länge nach halbieren. Zur Seite stellen.

Orangen schälen und in Spalten schneiden. Zur Seite stellen.

Birne waschen und der Länge nach halbieren. Kerne entfernen und in mundgerechte Stücke schneiden. Zur Seite stellen.

Butternusskürbis, Tomate, Zitrone, Orange und Birne in einen Entsafter geben. Verarbeiten bis alles zu Saft verarbeitet ist und in Gläsern anrichten. Wasser und Honig einrühren. Etwas Eis zugeben und sofort servieren.

Nährwertangaben pro Portion: Kcal: 201, Proteine: 5,9 g, Kohlenhydrate: 66,1 g, Fette: 1,3 g

22.   Blumenkohl-Lauch-Saft

Zutaten:

1 kleiner Blumenkohlkopf, gewürfelt

3 große Lauch, gewürfelt

1 große Limette, geschält

1 große Zucchini, gewürfelt

60 ml Wasser

Zubereitung:

Die äußeren Blätter des Blumenkohl entfernen. Waschen und in kleine Stücke schneiden. Zur Seite stellen.

Lauch waschen und in kleine Stücke schneiden. Zur Seite stellen.

Limette schälen und der Länge nach halbieren. Zur Seite stellen.

Zucchini schälen und halbieren. Kerne entfernen und in kleine Stücke schneiden. Zur Seite stellen.

Blumenkohl, Lauch, Limette und Zucchini in einen Entsafter geben. Verarbeiten bis alles zu Saft verarbeitet ist und Wasser einrühren. Vor dem Servieren für 10 Minuten kalt stellen.

Guten Appetit!

Nährwertangaben pro Portion: Kcal: 241, Proteine: 13,2 g, Kohlenhydrate: 64,7 g, Fette: 2,6 g

23.   Himbeer-Rüben-Saft

Zutaten:

250 g Himbeeren

1 großer grüner Apfel, entkernt

150 g Rüben, gewürfelt

40 g frischer Basilikum, gerupft

1 große Zitrone, geschält

60 ml Wasser

Zubereitung:

Himbeeren in einem Sieb unter kaltem, fließendem Wasser waschen. Abtropfen und zur Seite stellen.

Apfel waschen und halbieren. Kerne entfernen und in mundgerechte Stücke schneiden. Zur Seite stellen.

Rüben waschen und die grünen Blätter entfernen. In kleine Stücke schneiden und in den Messbecher geben. Den Rest der Blätter für einen anderen Saft aufbewahren.

Basilikum gründlich unter kaltem, fließendem Wasser waschen und mit den Händen zerrupfen. Zur Seite stellen.

Zitrone schälen und der Länge nach halbieren. Zur Seite stellen.

Himbeeren, Apfel, Rüben, Basilikum und Zitrone in einen Entsafter geben. Verarbeiten bis alles zu Saft verarbeitet ist. Wasser einrühren und vor dem Servieren für 10 Minuten kalt stellen.

Guten Appetit!

Nährwertangaben pro Portion: Kcal: 218, Proteine: 7,5 g, Kohlenhydrate: 76,4 g, Fette: 2,5 g

24.   Aprikosen-Granatapfel-Saft

Zutaten:

1 große Aprikose, entsteint

450 g Granatapfelkerne

1 große Zitrone, geschält

1 große Orange, in Spalten geschnitten

1 große Karotte, geschält

60 ml Kokoswasser

Zubereitung:

Aprikose waschen und halbieren. Kern entfernt und in kleine Stücke scheiden. Zur Seite stellen.

Mit einem scharfen Messer den Granatapfel oben abschneiden. An jeder weißen Membrane in der Frucht entlang schneiden. Die Kerne in einen Messbecher geben und zur Seite stellen.

Zitrone schälen und der Länge nach halbieren. Zur Seite stellen.

Orangen schälen und in Spalten schneiden. Zur Seite stellen.

Karotten schälen und waschen. In dünne Scheiben schneiden und zur Seite stellen.

Aprikose, Granatapfelkerne, Zitrone, Orange und Karotte in einen Entsafter geben. Verarbeiten bis alles zu Saft verarbeitet ist und in Gläsern anrichten. Kokoswasser einrühren und vor dem Servieren ein paar Eiswürfel zugeben.

Nährwertangaben pro Portion: Kcal: 241, Proteine: 7,3 g, Kohlenhydrate: 73,9 g, Fette: 2,3 g

25.　Brokkoli-Kohl-Saft

Zutaten:

180 g Brokkoli, geschnitten

140 g frischer Kohl, gerupft

50 g frischer Petersilie, gerupft

1 großer grüner Apfel, gewürfelt

225 g frischer Spinat, gerupft

60 ml Wasser

Zubereitung:

Brokkoli unter kaltem, fließendem Wasser waschen und in kleine Stücke schneiden. Zur Seite stellen.

Petersilie, Kohl und Spinat in ein Sieb geben und unter kaltem, fließendem Wasser waschen. Abtropfen und mit den Händen rupfen. Zur Seite stellen.

Apfel waschen und halbieren. Kerne entfernen und in mundgerechte Stücke schneiden. Zur Seite stellen.

Brokkoli, Kohl, Petersilie, Apfel und Spinat in einen Entsafter geben. Verarbeiten bis alles zu Saft verarbeitet ist und Wasser einrühren.

Vor dem Servieren für 20 Minuten kalt stellen.

Nährwertangaben pro Portion: Kcal: 223, Proteine: 20,4 g, Kohlenhydrate: 62,1 g, Fette: 3,5 g

26. Mango-Kirsch-Saft

Zutaten:

165 g Mango, gewürfelt

230 g frische Kirschen, entsteint

200 g grüne Trauben

1 große Zitrone, geschält

60 ml Wasser

Zubereitung:

Mango waschen und in Stücke schneiden. Messbecher füllen und den Rest für ein anderes Rezept aufbewahren. Zur Seite stellen.

Kirschen waschen und halbieren. Kerne entfernen und zur Seite legen.

Trauben waschen und in den Messbecher geben. Den Rest für einen anderen Saft aufbewahren. Zur Seite stellen.

Zitrone schälen und der Länge nach halbieren. Zur Seite stellen.

Mango, Kirschen, Trauben und Zitrone in einen Entsafter geben und verarbeiten, bis alles zu Saft verarbeitet ist. In Gläser geben und Wasser unterrühren.

Ein paar Eiswürfel zugeben und sofort servieren.

Nährwertangaben pro Portion: Kcal: 302, Proteine: 4,8 g, Kohlenhydrate: 86,3 g, Fette: 1,7 g

27.   Grapefruit-Apfelsaft

Zutaten:

2 große Grapefruits, geschält

1 großer rote Apfel, entkernt

2 große Erdbeeren, gewürfelt

1 kleine Ingwerknolle, geschält

60 ml Kokoswasser

Zubereitung:

Grapefruits schälen und in Spalten schneiden. Zur Seite stellen.

Apfel waschen und halbieren. Kerne entfernen und in mundgerechte Stücke schneiden. Zur Seite stellen.

Erdbeeren waschen und in kleine Stücke schneiden. Zur Seite stellen.

Ingwer schälen und zur Seite legen.

Grapefruits, Apfel, Erdbeeren und Ingwer in einen Entsafter geben. Verarbeiten bis alles zu Saft verarbeitet ist und in Gläsern anrichten. Kokoswasser einrühren und vor dem Servieren für 15 Minuten kalt stellen oder etwas Eis zugeben.

Nährwertangaben pro Portion: Kcal: 302, Proteine: 4,8 g, Kohlenhydrate: 86,3 g, Fette: 1,7 g

28. Kürbis-Muskatnuss-Saft

Zutaten:

300 g Kürbis, gewürfelt

1 großer grüner Apfel, entkernt

1 große Gurke, geschnitten

36 g Mangold, gerupft

60 ml Wasser

¼ TL Muskatnuss, gemahlen

Zubereitung:

Kürbis schälen und halbieren. Die Kerne mit einem Löffel entfernen. Eine große Spalte schneiden und die Schale abschneiden. In kleine Würfel schneiden und in den Messbecher geben. Den Rest für einen anderen Saft aufbewahren.

Apfel waschen und halbieren. Kerne entfernen und in mundgerechte Stücke schneiden. Zur Seite stellen.

Gurke waschen und in dünne Scheiben schneiden. Zur Seite stellen.

Mangold gründlich unter kaltem, fließendem Wasser waschen. Abtropfen und mit den Händen rupfen. Zur Seite stellen.

Kürbis, Apfel, Gurke und Mangold in einen Entsafter geben. Verarbeiten bis alles zu Saft verarbeitet ist und Wasser und Muskatnuss einrühren. Vor dem Servieren für 15 Minuten kalt stellen.

Nährwertangaben pro Portion: Kcal: 196, Proteine: 5,8 g, Kohlenhydrate: 55,4 g, Fette: 1,1 g

29.   Sellerie-Grüne Bohnen-Saft

Zutaten:

450 g Sellerie, gewürfelt

150 g grüne Bohnen, gewürfelt

20 g frische Minze, gerupft

40 g Rübengrün, gerupft

1 große Gurke, geschnitten

60 ml Wasser

¼ TL Salz

Zubereitung:

Sellerie waschen und in kleine Stücke schneiden. Zur Seite stellen.

Grüne Bohnen waschen und in mundgerechte Stücke schneiden. Zur Seite stellen.

Minze und Rübengrün in ein Sieb geben. Unter kaltem, fließendem Wasser waschen und mit den Händen zerrupfen. Zur Seite stellen.

Gurke waschen und in dünne Scheiben schneiden. Zur Seite stellen.

Sellerie, Bohnen, Minze, Rübengrün und Gurke in einen Entsafter geben. Verarbeiten bis alles zu Saft verarbeitet ist und in Gläsern anrichten. Wasser und Salz einrühren.

Vor dem Servieren für 10 Minuten kalt stellen.

Nährwertangaben pro Portion: Kcal: 91, Proteine: 6,1 g, Kohlenhydrate: 26,1 g, Fette: 1 g

30. Erdbeer-Pfirsich-Saft

Zutaten:

200 g Erdbeeren, gewürfelt

2 große Pfirsiche, entsteint

1 großer grüner Apfel, entkernt

1 große Zitrone, geschält

1 große Kiwi, geschält

1 große Orange, geschält

60 ml Wasser

Zubereitung:

Erdbeeren unter kaltem, fließendem Wasser waschen. Das Grün entfernen und in mundgerechte Stücke schneiden. Zur Seite stellen.

Pfirsiche waschen und halbieren. Kerne entfernen und in kleine Stücke schneiden. Zur Seite stellen.

Apfel waschen und halbieren. Kerne entfernen und in mundgerechte Stücke schneiden. Zur Seite stellen.

Zitrone und Kiwi schälen. Der Länge nach halbieren und zur Seite legen.

Erdbeeren, Pfirsiche, Apfel, Zitrone und Kiwi in einen Entsafter geben und verarbeiten, bis sie gut entsaftet sind. In Gläser geben und Wasser unterrühren. Etwas Eis zugeben und sofort servieren.

Guten Appetit!

Nährwertangaben pro Portion: Kcal: 345, Proteine: 7,8 g, Kohlenhydrate: 105 g, Fette: 2,3 g

31. Saurer Paprika-Zitronen-Saft

Zutaten:

1 große rote Paprika, gewürfelt

1 große Zitrone, geschält

150 g Rüben, gewürfelt

1 große Gurke, geschnitten

1 TL Balsamico-Essig

¼ TL Salz

60 ml Wasser

Zubereitung:

Paprika waschen und halbieren. Kerne entfernen und in kleine Stücke schneiden. Zur Seite stellen.

Zitrone schälen und der Länge nach halbieren. Zur Seite stellen.

Rüben waschen und die grünen Blätter entfernen. In mundgerechte Stücke schneiden und in den Messbecher geben. Den Rest für einen anderen Saft aufbewahren. Zur Seite stellen.

Gurke waschen und in dünne Scheiben schneiden. Zur Seite stellen.

Paprika, Zitrone, Rüben und Gurke in eine Entsafter geben. Verarbeiten bis alles zu Saft verarbeitet ist und in Gläsern anrichten. Balsamico-Essig, Salz und Wasser unterrühren.

Vor dem Servieren für 20 Minuten kalt stellen.

Nährwertangaben pro Portion: Kcal: 130, Proteine: 6,4 g, Kohlenhydrate: 39,2 g, Fette: 1,2 g

32. Brombeer-Aprikosen-Saft

Zutaten:

144 g Brombeeren

125 g Himbeeren

3 große Aprikosen, entsteint

1 großer rote Apfel, entkernt

3 große Karotten, geschält

Zubereitung:

Brombeeren und Himbeeren in ein Sieb geben. Unter kaltem, fließendem Wasser waschen und etwas abtropfen. Zur Seite stellen.

Aprikosen waschen und halbieren. Kerne entfernen und in mundgerechte Stücke schneiden. Zur Seite stellen.

Apfel waschen und halbieren. Kerne entfernen und in kleine Stücke schneiden.

Karotten waschen und schälen. In dünne Scheiben schneiden und zur Seite stellen.

Brombeeren, Himbeeren, Aprikosen, Apfel und Karotten in einen Entsafter geben. Verarbeiten bis alles zu Saft verarbeitet ist und in Gläsern anrichten. Wasser einrühren und vor dem Servieren für 20 Minuten kalt stellen.

Guten Appetit!

Nährwertangaben pro Portion: Kcal: 301, Proteine: 7,6 g, Kohlenhydrate: 97,4 g, Fette: 2,9 g

33. Erdbeer-Avocado-Saft

Zutaten:

5 große Erdbeeren, gewürfelt

150 g Avocado, entsteint

20 g frische Minze, gehackt

1 großer Apfel, entkernt

1 große Zitrone, geschält

1 große Gurke, geschnitten

Zubereitung:

Erdbeeren waschen und in kleine Stücke schneiden. Zur Seite stellen.

Avocado schälen und der Länge nach halbieren. Kern entfernen, in Stücke schneiden und in den Messbecher geben. Den Rest für später aufbewahren.

Minze gründlich waschen und mit den Händen rupfen. Zur Seite stellen.

Apfel waschen und halbieren. Kerne entfernen und in mundgerechte Stücke schneiden. Zur Seite stellen.

Zitrone schälen und der Länge nach halbieren. Zur Seite stellen.

Gurke waschen und in dünne Scheiben schneiden. Zur Seite stellen.

Erdbeeren, Avocado, Minze, Zitrone und Gurke in einen Entsafter geben und verarbeiten, bis sie gut entsaftet sind. In Gläser geben und Wasser unterrühren. Etwas Eis zugeben und sofort servieren.

Nährwertangaben pro Portion: Kcal: 376, Proteine: 8,1 g, Kohlenhydrate: 67,8 g, Fette: 23,3 g

34. Cantaloupe-Melonen-Karotten-Saft

Zutaten:

160 g Cantaloupe-Melone, gewürfelt

3 große Karotten, geschnitten

1 große Orange, geschält

1 großer grüner Apfel, entkernt

60 ml Kokoswasser

Zubereitung:

Cantaloupe-Melone halbieren. Kerne und Fruchtfleisch herauslöffeln. In zwei Spalten schneiden und schälen. In Würfel schneiden und zur Seite stellen. Den Rest der Cantaloupe-Melone im Kühlschrank aufbewahren.

Karotten waschen und schälen. In dünne Scheiben schneiden und zur Seite stellen.

Orangen schälen und in Spalten schneiden. Zur Seite stellen.

Apfel waschen und halbieren. Kerne entfernen und in mundgerechte Stücke schneiden. Zur Seite stellen.

Cantaloupe-Melone, Karotten, Orange und Apfel in einen Entsafter geben. Verarbeiten bis alles zu Saft verarbeitet ist und Kokoswasser einrühren.

Nährwertangaben pro Portion: Kcal: 277, Proteine: 6 g, Kohlenhydrate: 83 g, Fette: 1,4 g

35.   Granatapfel-Paprika-Saft

Zutaten:

450 g Granatapfelkerne

1 große rote Paprika, gewürfelt

100 g Cranberries

4 große Pflaumen, entsteint

1 großer grüner Apfel, entkernt

Zubereitung:

Mit einem scharfen Messer den Granatapfel oben abschneiden. An jeder weißen Membrane in der Frucht entlang schneiden. Die Kerne in einen Messbecher geben und zur Seite stellen.

Paprika waschen und der Länge nach halbieren. Kerne entfernen und in kleine Stücke schneiden. Zur Seite stellen.

Cranberries gründlich waschen und abtropfen. Zur Seite stellen.

Pflaumen waschen und halbieren. Kerne entfernen und in mundgerechte Stücke schneiden. Zur Seite stellen.

Apfel waschen und halbieren. Kerne entfernen und in mundgerechte Stücke schneiden. Zur Seite stellen.

Granatapfel, Cranberries, Pflaumen und Apfel in einen Entsafter geben. Verarbeiten bis alles zu Saft verarbeitet ist und vor dem Servieren etwas Eis zugeben.

Guten Appetit!

Nährwertangaben pro Portion: Kcal: 277, Proteine: 6 g, Kohlenhydrate: 83 g, Fette: 1,4 g

36. Zucchini-Kiwi-Saft

Zutaten:

1 große Zucchini, entkernt

3 große Kiwis, geschält

1 große Limette, geschält

450 g Granatapfelkerne

1 große Orange, geschält

Zubereitung:

Zucchini waschen und halbieren. Die Kerne mit einem Löffel entfernen. In kleine Stücke schneiden und zur Seite stellen.

Kiwis und Limette schälen. Der Länge nach halbieren und zur Seite legen.

Mit einem scharfen Messer den Granatapfel oben abschneiden. An jeder weißen Membrane in der Frucht entlang schneiden. Die Kerne in einen Messbecher geben und zur Seite stellen.

Orangen schälen und in Spalten schneiden. Zur Seite stellen.

Kiwis, Zucchini, Limette, Granatapfel Kerne und Orangen in einem Entsafter verarbeiten.

In Gläsern anrichten und vor dem Servieren ein paar Eiswürfel zugeben.

Nährwertangaben pro Portion: Kcal: 183, Proteine: 8,5 g, Kohlenhydrate: 52,6 g, Fette: 1,6 g

37. Heidelbeer-Mango-Saft

Zutaten:

165 g Mango, gewürfelt

100 g Heidelbeeren

1 große Gurke, geschnitten

1 großer grüner Apfel, entkernt

60 ml Wasser

Zubereitung:

Mango waschen und in Stücke schneiden. Messbecher füllen und den Rest für ein anderes Rezept aufbewahren. Zur Seite stellen.

Heidelbeeren in ein Sieb geben und unter kaltem, fließendem Wasser waschen. Abtropfen und zur Seite stellen.

Apfel waschen und Kernhaus entfernen. In mundgerechte Stücke schneiden und zur Seite stellen.

Mango, Heidelbeeren und Apfel in einen Entsafter geben und verarbeiten, bis alles zu Saft verarbeitet ist.

In Gläser geben und Wasser unterrühren. Vor dem Servieren etwas Eis zugeben und genießen!

Nährwertangaben pro Portion: Kcal: 180, Proteine: 5,9 g, Kohlenhydrate: 63,5 g, Fette: 1,1 g

38. Karotten-Zitronen-Saft

Zutaten:

5 große Karotten, geschnitten

2 große Zitronen, geschält

1 großer grüner Apfel, entkernt

75 g Römersalat

60 ml Wasser

Zubereitung:

Karotten waschen und in dicke Scheiben schneiden. Zur Seite stellen.

Zitronen schälen und der Länge nach halbieren. Zur Seite stellen.

Apfel waschen und Kernhaus entfernen. In mundgerechte Stücke schneiden und zur Seite stellen.

Salat gründlich unter kaltem, fließendem Wasser waschen. Mit den Händen rupfen und zur Seite stellen.

Karotten, Salat, Zitrone und Apfel in einem Entsafter verarbeiten. In Gläsern anrichten und vor dem Servieren ein paar Eiswürfel zugeben.

Guten Appetit!

Nährwertangaben pro Portion: Kcal: 232, Proteine: 6,1 g, Kohlenhydrate: 74,9 g, Fette: 1,7 g

39.   Guave-Limetten-Saft

Zutaten:

1 große Guave, geschält

1 große Limette, geschält

2 große Orangen, geschält

1 große Gurke, geschnitten

60 ml Wasser

Zubereitung:

Guave schälen und waschen. In kleine Stücke schneiden und zur Seite stellen.

Limette schälen und der Länge nach halbieren. Zur Seite stellen.

Orangen schälen und in Spalten schneiden. Zur Seite stellen.

Gurke waschen und in dünne Scheiben schneiden. Zur Seite stellen.

Limette, Guave, Orange und Gurke in einen Entsafter geben und verarbeiten, bis alles zu Saft verarbeitet ist.

In Gläser geben und Wasser unterrühren. Etwas Eis zugeben und sofort servieren.

Nährwertangaben pro Portion: Kcal: 210, Proteine: 7 g, Kohlenhydrate: 65,7 g, Fette: 1,3 g

40. Sellerie-Zitronen-Saft

Zutaten:

1 große Zitrone, geschält

225 g Sellerie, gewürfelt

20 g frische Minze, gehackt

225 g frischer Spinat, gehackt

60 ml Wasser

Zubereitung:

Zitrone schälen und der Länge nach halbieren. Zur Seite stellen.

Selleriestange waschen und in kleine Stücke schneiden. Messbecher füllen und zur Seite stellen.

Spinat und Minze in einem Sieb waschen. Hacken und in eine mittelgroße Schüssel geben. Zur Seite stellen.

Zitrone, Sellerie, Minze und Spinat in einen Entsafter geben und verarbeiten, bis alles zu Saft verarbeitet ist. In Gläser geben und Wasser unterrühren.

Vor dem Servieren für 10 Minuten kalt stellen.

Nährwertangaben pro Portion: Kcal: 35, Proteine: 3,1 g, Kohlenhydrate: 13,2 g, Fette: 0,7 g

41. Basilikum-Zitronen-Saft

Zutaten:

40 g frischer Basilikum, gehackt

1 große Zitrone, geschält

35 g Mangold, gewürfelt

1 großer grüner Apfel, entkernt

20 g frische Minze, gehackt

60 ml Wasser

Zubereitung:

Basilikum, Mangold und Minze in ein großes Sieb geben. Gründlich unter kaltem, fließendem Wasser waschen. In kleine Stücke schneiden und zur Seite stellen.

Zitrone schälen und der Länge nach halbieren.

Apfel waschen und halbieren. Kerne entfernen und in mundgerechte Stücke schneiden. Zur Seite stellen.

Basilikum, Mangold, Minze, Zitrone und Apfel in einen Entsafter geben und verarbeiten, bis sie gut entsaftet sind. In Gläser geben und Wasser unterrühren.

Vor dem Servieren für 10 Minuten kalt stellen.

Guten Appetit!

Nährwertangaben pro Portion: Kcal: 126, Proteine: 3,9 g, Kohlenhydrate: 39,1 g, Fette: 1,1 g

42.   Ananas-Karotten-Saft

Zutaten:

225 g Ananasstücke

2 große Karotten, geschnitten

34 g Brunnenkresse, gerupft

1 große Limette, geschält

1 kleine Ingwerknolle, geschält

60 ml Wasser

Zubereitung:

Ananas schälen und in kleine Stücke schneiden. Zur Seite stellen.

Karotten waschen und schälen. In dünne Scheiben schneiden und zur Seite stellen.

Brunnenkresse unter kaltem, fließendem Wasser waschen. Mit den Händen rupfen und zur Seite stellen.

Limette schälen und der Länge nach halbieren. Zur Seite stellen.

Ingwerwurzel waschen und in kleine Stücke schneiden. Zur Seite stellen.

Ananas, Karotten, Brunnenkresse, Zitrone und Ingwer in einen Entsafter geben und verarbeiten, bis sie gut entsaftet sind.

In Gläser geben und Wasser unterrühren.

Etwas Eis zugeben und servieren.

Nährwertangaben pro Portion: Kcal: 135, Proteine: 3,3 g, Kohlenhydrate: 40,6 g, Fette: 3,3 g

43.   Orangen-Apfelsaft

Zutaten:

3 große Orangen, geschält

1 großer grüner Apfel, entkernt

125 g frischer Spargel, geschnitten

¼ TL Kurkuma, gemahlen

60 ml Wasser

Zubereitung:

Orangen schälen und in Spalten schneiden. Zur Seite stellen.

Apfel waschen und Kernhaus entfernen. In mundgerechte Stücke schneiden und zur Seite stellen.

Spargel unter kaltem, fließendem Wasser waschen und die holzigen Enden abschneiden. In kleine Stücke schneiden und zur Seite stellen.

Orangen, Apfel und Spargel in einen Entsafter geben und verarbeiten, bis alles zu Saft verarbeitet ist. In Gläsern anrichten und Kurkuma und Wasser einrühren.

Vor dem Servieren für 10 Minuten kalt stellen.

Nährwertangaben pro Portion: Kcal: 316, Proteine: 9,1 g, Kohlenhydrate: 98,1 g, Fette: 1,2 g

44. Grapefruit-Kiwi-Saft

Zutaten:

2 große Grapefruits, geschält

1 große Kiwi, geschält

1 große Limette, geschält

2 große Selleriestangen, gewürfelt

75 g roter Blattsalat, gerupft

60 ml Wasser

Zubereitung:

Grapefruit schälen und in Spalten schneiden. Zur Seite stellen.

Kiwi und Limette schälen. Halbieren und zur Seite legen.

Selleriestange waschen und in kleine Stücke schneiden. Zur Seite stellen.

Salat gründlich unter kaltem, fließendem Wasser waschen und grob hacken. Zur Seite stellen.

Grapefruit, Kiwi, Sellerie und Salat in einen Entsafter geben und verarbeiten, bis sie gut entsaftet sind.

In Gläser geben und Wasser unterrühren. Sofort servieren.

Nährwertangaben pro Portion: Kcal: 233, Proteine: 6 g, Kohlenhydrate: 70,7 g, Fette: 1,3 g

45. Rüben-Birnen-Saft

Zutaten:

500 g Rüben, gewürfelt

1 große Birne, entkernt

1 große rote Paprika, gewürfelt

1 große Zitrone, geschält

1 kleine Scheibe Ingwer, geschält

60 ml Wasser

Zubereitung:

Rüben waschen und die grünen Blätter entfernen. In kleine Stücke schneiden und in den Messbecher geben. Den Rest der Blätter für einen anderen Saft aufbewahren. Zur Seite stellen.

Birne waschen und halbieren. Kerne entfernen und in mundgerechte Stücke schneiden. Zur Seite stellen.

Paprika waschen und halbieren. Kerne entfernen und in kleine Stücke schneiden. Zur Seite stellen.

Zitrone schälen und der Länge nach halbieren. Zur Seite stellen.

Ingwer schälen und halbieren. Zur Seite stellen.

Rüben, Birne, Paprika, Zitrone und Ingwer in einen Entsafter geben. Verarbeiten bis alles zu Saft verarbeitet ist und in Gläsern anrichten.

Wasser einrühren und vor dem Servieren etwas Eis zugeben.

Guten Appetit!

Nährwertangaben pro Portion: Kcal: 239, Proteine: 7,5 g, Kohlenhydrate: 76,7 g, Fette: 1,4 g

46. Lauch-Kohl-Saft

Zutaten:

3 große Lauch, gewürfelt

140 g frischer Kohl, gehackt

180 g Brokkoli, gewürfelt

1 große Gurke, geschnitten

1 Knoblauchzehe, geschält

1 TL frischer Rosmarin, gehackt

60 ml Wasser

Zubereitung:

Lauch waschen und in mundgerechte Stücke schneiden. Zur Seite stellen.

Kohl gründlich unter kaltem, fließendem Wasser waschen und in kleine Stücke schneiden. Zur Seite stellen.

Brokkoli waschen und in kleine Stücke schneiden. Messbecher füllen und den Rest für ein anderes Rezept aufbewahren. Zur Seite stellen.

Gurke waschen und in dünne Scheiben schneiden. Zur Seite stellen.

Knoblauchzehe schälen und halbieren. Zur Seite stellen.

Lauch, Kohl, Brokkoli, Gurke und Knoblauch in einen Entsafter geben. Verarbeiten bis alles zu Saft verarbeitet ist.

In Gläser geben und Wasser unterrühren. Bei Bedarf 1 Prise Salz zugeben.

Sofort servieren.

Nährwertangaben pro Portion: Kcal: 231, Proteine: 11,6 g, Kohlenhydrate: 61,6 g, Fette: 2,1 g

WEITERE TITEL DIESES AUTORS

70 Effektive Rezepte um Übergewicht zu Vermeiden und Gewicht zu Verlieren: Fett schnell verbrennen durch die Verwendung von richtiger Diät und kluger Ernährung

von Joe Correa CSN

48 Rezepte zur Verminderung von Akne: Der schnelle und natürliche Weg zum Beheben Ihres Akne-Problems in weniger als 10 Tagen!

von Joe Correa CSN

41 Rezepte zur Vorbeugung von Alzheimer: Verringern oder Beseitigung des Alzheimer Zustandes in 30 Tagen oder weniger!

von Joe Correa CSN

70 wirksame Rezepte bei Brustkrebs: Vorbeugen und bekämpfen von Brustkrebs mit kluger Ernährung und kraftvollen Lebensmitteln

von Joe Correa CSN